PUBLICATIONS DE *LA SANTÉ PUBLIQUE*

EMPOISONNEMENTS

L'EAU POTABLE EMPOISONNÉE

PAR LES CONDUITS DE PLOMB

PAR

N. PASCAL

Rédacteur en chef du *Mouvement Médical*

PARIS

CHEZ TOUS LES LIBRAIRES

ET

AUX BUREAUX DE *LA SANTÉ PUBLIQUE*, 5, RUE GARANCIÈRE.

1870

EMPOISONNEMENTS

—

L'eau potable empoisonnée par les conduits de plomb.

I

Nous avons, dès le début de la *Santé publique*, pris à tâche de signaler les principales causes des empoisonnements involontaires ou criminels qui chaque jour ôtent brusquement la vie à un nombre trop considérable de citoyens, ou altèrent trop profondément leur santé pour qu'il soit impossible d'y porter remède.

Nous avons montré le phosphore détrônant l'arsenic, et l'action de l'absinthe plus dangereuse que celle de l'arsenic et du phosphore à cause de la confiance aveugle de ceux qui s'abandonnent à cette boisson.

Nous allons aujourd'hui étudier le plomb et montrer, autant que nous le pourrons, que si ce métal a reçu des anciens le nom de Saturne, il le mérite véritablement sinon par son rôle à l'égard des autres métaux comme l'ont cru les alchimistes, du moins par son action dévorante à l'égard de la santé et de la vie, lorsqu'il est introduit dans l'économie animale, dans l'organisme humain.

II

Extraction du plomb, ses usages industriels.

Les minerais dont il serait facile d'extraire le plomb sont nombreux, mais deux d'entre eux suffisent aux besoins de la consommation annuelle. L'un de ces minerais s'appelle vulgairement la *galène;* c'est le *sulfure de plomb*, c'est-à-dire une combinaison du plomb avec le soufre, l'autre s'appelle le *plomb blanc*; c'est le *carbonate de plomb*, c'est-à-dire une combinaison du plomb avec l'acide carbonique.

La quantité de plomb annuellement consommée est évaluée à 850,000 quintaux métriques. Les pays qui produisent les plus grandes quantités de ce métal sont, en Europe, l'Angleterre et l'Espagne; la France en produit relativement moins.

Les usages du plomb sont très-nombreux, car le plomb peut s'allier à un grand nombre de métaux. Le premier alliage dont nous rencontrons à chaque instant l'emploi, c'est la *soudure des plombiers*. Cet alliage est formé de *deux* parties de plomb et d'*une* partie d'étain fondue ensemble. L'alliage des ferblantiers, dit aussi potée d'étain. Mais comme l'étain et le plomb s'allient en toutes proportions, on les a employés dans la fabrication d'un très-grand nombre de vases ou ustensiles de cuisine et de pharmacie.

Nous retrouvons encore le plomb dans les caractères d'imprimerie; là, il est uni à l'antimoine dans la proportion de 80 de plomb et de 20 d'antimoine. Nous le trouvons dans les robinets, dans les flambeaux et les cuillères, dans les clichés d'imprimerie, dans les planches à graver la musique, dans la tôle plombée, enfin dans le plomb de chasse, où il se trouve uni à l'arsenic, et dans les tuyaux et les réservoirs servant à la conduite des eaux potables.

Mais, sous une autre forme, nous le voyons employé tantôt dans la poterie pour former l'enduit brillant qui recouvre la terre, le vernis, tantôt dans la peinture (blanc de plomb, céruse, jaune minéral); on l'emploie pour l'impression des toiles peintes sous le nom de sel de saturne. On l'emploie dans la verrerie, pour les verres achromatiques, le flint glass, les émaux, enfin dans la préparation des verres coloriés et des pierres précieuses factices.

Dans les arts, le plomb n'occasionne pas les mêmes inconvénients que dans les usages domestiques et dans les emplois que la médecine en a faits; dans ces derniers usages, il est éminemment dangereux.

C'est ainsi que le fard, dont certaines femmes se servent pour retrouver la blancheur du teint, et dont la *céruse* (sel de plomb) forme la base, est non-seulement mortel pour la beauté, mais encore pour la santé.

III

Empoisonnements par les cosmétiques renfermant des sels de plomb.

Pour montrer tous les dangers que présentent les cosmétiques dans lesquels entre le plomb, en si petite quantité que ce soit, les exemples abondent dans les annales de la science. Mais nous en emprunterons deux à un travail récent de M. le docteur Reinvillier (1). Le premier, celui du garçon coiffeur Valleau, et l'autre, celui de l'actrice Mme Volnys.

Voici tout d'abord celui de Valleau :

Le nommé Valleau, âgé de vingt-neuf ans, coiffeur, entra le 9 juin 1855 à l'Asile des aliénés de Bicêtre ; il ne fut examiné attentivement que le 11, à la visite du matin. Il était dans un état de stupeur profonde, les yeux fixés au plafond et immobiles; on eut beau le presser de questions, le secouer violemment, il ne fit aucune réponse, ne put donner aucun renseignement sur son passé ni sur sa position actuelle.

Pour savoir le lieu de sa naissance, M. Moreau lui nomma successivement plusieurs villes, et entre autres Nantes Comme c'était sa ville natale, il fit un signe de tête affirmatif; c'est tout ce qu'on put en obtenir.

Un phénomène remarquable frappa l'attention des médecins : chez cet homme, âgé seulement de vingt-

(1) Reinvillier, *Empoisonnements de l'eau par les conduits de plomb.* Paris, 1870.

neuf ans, les poils de la partie antérieure de la poitrine étaient en grande partie blancs. Quant aux cheveux, ils présentaient des nuances variées : un grand nombre étaient complétement blancs, surtout vers la racine ; d'autres présentaient une teinte noire très-foncée ; enfin, on voyait sur quelques places des mèches de cheveux roux.

Chacune des joues était couverte d'une large tache de couleur jaune-grisâtre ressemblant à une tache hépatique. Ces taches étaient limitées, en arrière et en bas, par l'insertion de la barbe, que circonscrivait une autre tache de même couleur, située à la partie supérieure du cou et allongée transversalement.

Il n'y avait aucun symptôme fébrile ; la langue était seulement un peu chargée, et, comme le malade était constipé, M. le docteur Moreau prescrivit une bouteille d'eau de Sedlitz ; deux ventouses furent aussi appliquées à la nuque.

Le 12, le malade ne répond pas aux questions qu'on lui pose, mais il manifeste de l'impatience et semble faire des efforts pour parler ; il a l'air inquiet et se soulève sur son lit.

Le 13, on le trouve dans un état plus satisfaisant ; il répond aux questions qu'on lui adresse, mais il semble avoir perdu presque complétement la mémoire, et ne peut encore donner que des renseignements très-imparfaits sur ce qui lui est arrivé. Il sait qu'il est coiffeur, mais il ne se rappelle pas où il travaillait. Il se souvient d'avoir inventé une pommade particulière pour teindre les cheveux et d'en avoir fait usage sur lui-même ; mais il ne peut en indiquer la composition.

Le 14, Valleau est complétement sorti de son état de stupeur ; il est levé et se désole d'être enfermé dans une maison d'aliénés. Il donne avec beaucoup de précision tous les détails qu'on lui demande : c'est depuis plusieurs années et progressivement que le système pileux a blanchi, et, pour y remédier, Valleau avait composé une pommade dont la litharge (oxyde de plomb) formait plus de la moitié des éléments actifs.

Il y avait quinze jours qu'il commençait à faire usage de cette composition ; il en faisait le soir une application sur toute la tête et laissait la substance jusqu'au lendemain matin, pendant douze heures. Les cheveux devinrent partiellement noirs, mais des accidents ne tardèrent pas à se déclarer ; le malade éprouva de violentes coliques, accompagnées de maux de tête.

Selon lui, l'intelligence resta saine, mais son patron affirma à M. le docteur Moreau et à M. de Vouges, interne de service qui a recueilli cette observation, que Valleau avait subi, dès les premiers jours, un changement de caractère. Il était devenu triste et s'acquittait moins bien de ses fonctions ; il continua cependant à travailler. Mais le 9 juin, dans la matinée, de nouveaux phénomènes se produisirent, quoiqu'il eût renoncé, depuis douze jours, à l'emploi de sa pommade. Il se rappelle que ce jour-là il coiffa un client, mais il ne se souvient plus de rien de ce qui se passa ensuite jusqu'au moment où il s'est éveillé à Bicêtre, le 13 juin. Les renseignements donnés par son patron comblent cette lacune.

Le délire débuta subitement; et dès le commencement de son attaque, le malade devint turbulent, il se mit à jeter de côté et d'autre tous les instruments qui lui tombaient sous la main. Il déchira tous ses papiers ; il se croyait poursuivi par des ennemis qui voulaient l'empoisonner ; sa figure exprimait la frayeur. C'est dans cet état que le patron le fit arrêter et conduire à Bicêtre. Dès son entrée, la stupeur succéda à l'agitation.

Le 15 juin, un peu de pesanteur de tête et des courbatures sont les seuls accidents dont se plaigne le malade. On aperçoit sur le bord des gencives un liséré bleuâtre, peu foncé, parfaitement caractéristique de l'intoxication par le plomb. On lui donne de l'eau de Sedlitz, de la limonade sulfurique et un bain sulfureux.

Le 18 juin, le malade a ressenti encore quelques coliques, la constipation a cessé ; on continue le même traitement moins l'eau de Sedlitz.

Le 19 juin, le liséré des gencives a disparu à peu près complétement. Le malade n'accuse plus aucun autre symptôme et demande sa sortie, qui lui est accordée.

Le cas de Mme Volnys est peut-être plus remarquable encore, il met dans toute son évidence le danger que les femmes du monde font courir à leur santé lorsqu'elles veulent, comme on dit :

Réparer des ans, l'irréparable outrage....

ou même, lorsque jeunes encore, et pleines de fraîcheur, n'ayant besoin que de se montrer telles

quelles sont, elles recourent dans leur toilette,
aux artifices, aux cosmétiques empoisonnés. Ra-
contons en détail, comme M. Reinvillier lui-
même, cette observation pleine d'intérêt.

Le docteur Fiévée eut jadis à soigner Mme Volnys,
la célèbre actrice du Théâtre-Français, qui se trouvait
précisément dans les conditions dont je parle.

Mme Volnys était depuis longtemps en proie à des
accidents nerveux presque incessants, qui rendaient
l'exercice de son art de plus en plus difficile. Grâce
aux soins et à la sollicitude de médecins distingués,
elle put obtenir quelques moments de soulagement et
de calme, mais jamais le retour complet à la santé.
Toutes les méthodes de traitement furent successivement employées sans aucun succès. Le mal em-
pirait toujours, les forces s'épuisaient, et, si elle
n'avait trouvé dans son énergie morale une grande
puissance de résistance, elle eût infailliblement suc-
combé.

Cependant la peau du visage était altérée dans sa
texture, toute la surface du corps était frappée d'in-
sensibilité, les digestions étaient pénibles, des accès
de fièvre apparaissaient, et à ces accès succédaient
des phénomènes de perturbation nerveuse générale.

Incertain sur la nature d'une cause qui se manifes-
tait par des effets d'une aussi grande énergie sur l'é-
conomie, M. Fiévée attachait tous ses soins à la re-
chercher, explorant toutes les fonctions de manière à
prendre sur le fait l'origine de tant de désordres.
Après y avoir réfléchi, après avoir analysé tous les
symptômes, il reconnut que les plus graves étaient
ceux de l'empoisonnement général de l'économie
par le plomb, provenant d'un usage immodéré et
non interrompu du blanc de fard depuis nombre d'années.

La malade suivit désormais un régime composé de
viandes rôties et succulentes ; son traitement consista,
principalement, dans l'usage d'une solution amère de
quinquina, d'eau naturelle de Vichy, d'une poudre
anisée, ferrugineuse, très-sucrée et d'un électuaire
laxatif. Enfin, voulant faire marcher de front, avec
ce traitement général, celui de l'altération du teint,
on commença par provoquer une rubéfaction de
toute la peau du visage, à l'aide d'onctions fréquentes
et prolongées, faites avec une pommade de Baréges.

La figure de Mme Volnys était plombée, ridée,
comme chagrinée et couverte de pellicules furfura-

cées. Par suite des réactions survenues entre les to-
piques et le plomb, toute la surface de la peau devint
noire. On put croire un instant que cet effet chi-
mique accidentel ne serait que momentané, mais il en
fut tout autrement ; la peau noircit de plus en plus, au
point d'inspirer une sérieuse inquiétude pour l'avenir.
Toute l'épaisseur de la peau recélait probablement le
poison métallique, car cette couleur noire, jointe à
d'autres symptômes, confirmait évidemment l'empoisonnement par le plomb.

Le mal était grave, mais la malade, douée d'une
énergie considérable, ne recula ni devant les lon-
gueurs d'un traitement qui devait la condamner à une
solitude presque complète, ni devant les tortures que
devait lui faire endurer l'application d'une médication
irritante, sur des tissus dont la sensibilité était profondément troublée. Elle sut se soustraire aux yeux de
toutes les personnes dont la fréquentation lui eût
fait plus vivement sentir ce que son état avait d'af-
freux.

On eut recours à la médication la plus active : les
vésications ammoniacales, les vésicatoires de diverses
espèces, l'huile de croton, les bains et les douches de
Baréges, les applications réitérées d'eaux sulfureuses
alcalines furent employées avec une grande énergie ;
car il ne s'agissait plus seulement d'éliminer le plomb
de l'économie, il fallait encore réveiller la vitalité du
système nerveux et favoriser la transpiration.

Durant quatre mois, les plus grands efforts furent faits
pour triompher d'un état aussi extraordinaire, et après
un traitement persévérant et traversé par de nom-
breuses péripéties, la malade eut le bonheur de re-
cueillir le fruit de sa docilité et de ses soins incessants. La peau reprit la vitalité et l'éclat qu'elle avait
perdus, et la guérison fut complète.

Si nous ne disons rien de particulier en ce qui
concerne les usages domestiques du plomb, tels
que l'emploi des vases, des réservoirs, des cu-
vettes, etc. C'est que nul ne conteste plus les
dangers d'une semblable pratique, c'est que
l'autorité elle-même a édicté des règlements
contre ces usages meurtriers et qu'elle tient la
main à leur exécution.

Mais il est un emploi sur lequel nous voulons
insister, c'est l'emploi des tuyaux et des réservoirs

de plomb dans la conduite des eaux, alors surtout que le parcours est extrêmement considérable et que ces réservoirs sont multipliés.

Nous traiterons de cet usage du plomb dans les pages suivantes, et nous espérons justifier cette proposition que l'eau potable conduite à de grandes distances dans des tuyaux de plomb, ou séjournant dans des réservoirs du même métal est toujours nuisible à la santé et qu'elle peut devenir, selon les circonstances, une source d'empoisonnements qui, s'accomplissant avec lenteur, sont en quelque sorte sans remède, puisqu'on ne trouve la maladie qu'à l'état chronique, lorsque l'altération de l'organe est consommée. Ce sont là, les empoisonnements saturnins les plus dangereux. Ceux contre lesquels il faut mettre en garde et les autorités municipales, et les populations elles-mêmes.

IV

Maladies engendrées par l'eau renfermée dans des conduits de plomb.

Nous avons montré, par les deux observations empruntées au travail de M. Reinvillier, les dangers que les cosmétiques contenant des sels de plomb font courir à la santé de ceux qui les emploient. Ce sont là des faits que personne aujourd'hui ne révoque plus en doute et pour les établir, si besoin était, nous aurions pu transcrire un volume d'observations où le plomb a toujours produit une maladie grave et le plus souvent causé la mort.

Ce qu'il faut montrer maintenant, c'est que toutes les préparations de plomb sont dangereuses, c'est que toutes les substances destinées à être maniées ou absorbées par l'homme, sont fatales à la santé, si elles renferment du plomb sous une forme quelconque.

Mais ici, la démonstration nous est facile, cédons la parole au conseil d'hygiène de Paris, transcrivons purement et simplement les conseils rédigés par M. le docteur Vernois, vice-président de ce conseil :

« L'usage des préparations diverses de plomb donne souvent lieu à des accidents qui sont signalés au conseil d'hygiène.

« Je citerai : 1° l'*enrobage de la soie* en botte (fraude destinée à augmenter son poids) par l'acétate de plomb et qui peut empoisonner les ouvriers qui travaillent la soie et la portent souvent à la bouche.

« 2° La *clarification du cidre* et de la *bière* par le même sel qui a déterminé les plus graves maladies.

« 3° L'emploi du *blanc de céruse* dans l'art de remettre à neuf les dentelles souillées, soit pour faire disparaître les traces des doigts, soit pour dissimuler les raccordements des dessins.

Dans cette opération les ouvrières saupoudrent leur travail avec du carbonate de plomb réduit en poussière et en respirent en quantité.

« 4° L'usage des sels de plomb dans la peinture à l'huile.

« 5° Le travail des plumes teintes avec la murexide à laquelle on ajoute comme mordant l'acétate de plomb.

« 6° Le travail de la tôle vernissée ; la pâte contenant beaucoup de litharge.

« Enfin, ajoute M. Vernois, l'usage des tuyaux de plomb pour les conduites d'eau, de pluie surtout. (*On devrait les remplacer par des tuyaux de plomb étamé.*) »

Contre tous les empoisonnements que l'industrie consomme chaque jour par le plomb, les hygiénistes et les médecins ont conseillé certaines précautions.

Ainsi, aux ouvriers cérusiers on leur pres-

crit de porter une blouse de travail, afin d'arrêter à la surface les parcelles de plomb qui se-
raient absorbées par la peau si elles étaient
mises en contact avec elle.

On leur prescrit de ne prendre aucun repas
dans l'atelier, on leur ordonne des soins de pro-
preté minutieux, etc.; mais lorsqu'on arrive aux
accidents causés sur les navires par les ustensiles de plomb, le médecin et l'hygiéniste n'ont
plus qu'un conseil à donner, c'est de supprimer
ces ustensiles, c'est d'y renoncer absolument.
Et, en effet, il n'y a pas autre chose à faire. Il en
est de même, à plus forte raison encore, des
tuyaux employés pour la conduite des eaux potables.

Contre ce danger de chaque instant, de chaque
minute, il n'y a qu'une chose à faire, c'est de
supprimer ces conduits et de les remp'acer,
comme dit le conseil d'hygiène de Paris, par des
conduits de plomb étamé ou par tout autre genre
de conduits dont l'inocuité sera bien établie.

Les hygiénistes qui se sont occupés de cette
grave question, auraient assurément conclu
comme le conseil d'hygiène de Paris, si une er-
reur qui, pendant longtemps, a eu cours dans la
science, n'avait fait supposer tout d'abord que
les matières incrustantes qui se trouvent dans
l'eau garnissent rapidement l'intérieur des conduits et les rendent inoxidables ; secondement
que les sels de plomb qui peuvent se former à
l'intérieur de ces conduits sont des sels insolubles, et par conséquent inoffensifs. En y réfléchis-
sant tant soit peu, on voit bientôt que les in-
crustations ne se formeront pas partout au même
degré, et que, comme l'a si bien dit M. le docteur
Reinvillier, les eaux les plus fortement chargées
en sels de chaux laisseront toujours des parties
de tuyaux où le plomb sera mis à nu et où il
pourra s'oxyder, et les sels ainsi formés, entraînés

dans les réservoirs, seront bientôt introduits dans l'estomac de ceux qui feront usage de ces eaux, où ils causeront les plus graves désordres.

Cette première hypothèse est donc renversée par l'examen des faits qui se produisent chaque jour. — Voyons maintenant la seconde.

Les sels de plomb, tenus pour insolubles, sont-ils sans danger pour la santé? Orfila l'avait cru, MM. Dupasquier et Rey, ayant répété ses expériences, l'avaient supposé comme lui.

Mais M. Mialhe, ayant postérieurement examiné la valeur scientifique de cette assertion, arriva à des conclusions diamétralement opposées.

« Il résulte de mes recherches, dit-il, *que toutes*
« *les préparations de plomb*, *et le plomb lui-*
« *même*, mais ce dernier seulement avec le con-
« cours de l'air, en réagissant avec les chlorures
« alcalins que nos humeurs renferment, se trans-
« forment en tout ou en partie, en chlorure de
« plomb et en un nouveau composé alcalin.

« Il résulte de plus de nos expériences, que le
« chlorure de plomb, une fois formé, se combine
« avec l'excès de chlorure basique et un chlorure
« double en qui résident les propriétés médicales
« et toxiques de tous les composés cliniques dont
« le plomb est la base..... Ces données admises,
« il devient facile de répondre à la question de
« savoir s'il est vrai que toutes les préparations
« de plomb sont également vénéneuses. Non,
« sans doute, elles le sont à des degrés très-
« divers et tout à fait en rapport avec la propor-
« tion de chlorure double auquel leur décompo-
« sition donne naissance; ainsi, les composés
« solubles sont en général plus énergiques que
« les composés insolubles (1). »

(1) Mialhe, *Mémoire sur les émanations de plomb*, Paris, p. 8-10. Cité dans le *Compendium de médecine pratique*, de Monneret et Fleury.

En présence de ces faits indiscutables, indéniables, que reste-t-il à faire ?

Ce que demandait l'honorable vice-président du conseil d'hygiène, M. Vernois, il reste à supprimer les conduits de plomb et à les remplacer par des conduits ne présentant aucun danger pour la santé publique.

Pourquoi, nous dira-t-on peut-être, si l'usage du plomb peut engendrer de si grands dangers, ne l'a-t-on pas déjà proscrit de la conduite des eaux comme on l'a proscrit de divers autres usages ? — A ceux qui nous adresseraient cette question, voici notre réponse : Les dangers que nous avons signalés après tant d'auteurs dont l'autorité ne se discute pas, sont réels, par malheur ils ne se révèlent que lentement.

Les empoisonnements, légitimement attribués au plomb utilisé dans les conduits d'eau, sont surtout des empoisonnements chroniques.

Et si, avec raison, Christison a réduit à trois ordres les symptômes de l'empoisonnement saturnin :

1° Symptômes communs à tous les poisons irritants et indiquant une inflammation du tube digestif ;

2° Symptômes produits par la contraction des tuniques intestinales ;

3° Symptômes produits par une lésion spinale du système nerveux ; il faut ajouter que les premiers ne s'observent que dans les empoisonnements criminels ou accidentels ; quant aux autres, on les met généralement sur le compte de toute autre cause plutôt que de les attribuer au plomb.

V

Maladies saturnines dont les médecins méconnaissent les causes.

Et cependant, lorsque le médecin se trouve en

présence de ce tremblement accompagné d'un
sentiment de faiblesse, de ce tremblement où les
contractions musculaires sont courtes, irrégu-
lières, mais ne présentant point, comme le font
remarquer les auteurs du *Compendium*, le caractère spasmodique du tremblement mercuriel ;
lorsque ce tremblement se circonscrit, ainsi que
l'a dit le docteur Tanquerel des Planches, à une
partie d'un membre ou à un seul membre, ne
faudrait-il pas aussitôt songer à l'action du
plomb ? On y songera si le malade peut, par ses
occupations, y faire songer. Sinon, non.

Il en sera de même des diverses formes de pa-
ralysie saturnine et de la perte de la sensibilité
de la peau (*anesthésie cutanée* superficielle),
qu'on observe souvent à la suite des paralysies du
mouvement, ou après un léger engourdissement.

L'*hypéresthésie*, c'est-à-dire l'exagération de
la sensibilité, ne mettra pas davantage le pra-
ticien sur la voie de l'empoisonnement chronique
par le plomb, à moins qu'il ne s'agisse d'un cé-
rusier ou d'un ouvrier peintre faisant usage des
composés plombiques. Très-rarement l'on songera à l'empoisonnement par les conduits de
l'eau potable.

Quant aux névralgies, aux douleurs de tête, à
la colique, pour peu qu'il s'agisse d'une femme,
l'on ne verra le plus souvent dans ces affections
qu'un simple dérangement auquel on les dira
plus sujettes que les hommes, mais l'on n'ira
pas au delà. On lui demandera peut-être, selon
son âge, quelles sont les pommades qu'elle emploie et si, les cosmétiques examinés, l'on n'a dé-
couvert aucune trace de plomb, on s'en tiendra
là, très-difficilement on admettra que les douleurs auxquelles on se heurte et que rien ne mo-
difie soient dues à l'empoisonnement par l'eau
dont on use si copieusement pour tous les besoins de la vie.

Et c'est pourtant de ce côté que les médecins devront tourner leurs investigations, et c'est à conjurer ce péril de tous les jours et de tous les instants que doit travailler l'autorité gardienne de la santé de tous; car, pour tout observateur attentif, les empoisonnements par le plomb, au moyen des conduits de l'eau, sont infiniment plus nombreux qu'on ne le suppose.

Une des villes où le plomb est le plus largement employé dans la conduite des eaux, c'est la ville de Gênes. Dans cette ville, toutes les maisons ont de l'eau; l'eau monte sur chaque toit à l'aide d'un conduit en plomb, là elle tombe dans un réservoir métallique qui en permet la distribution à tous les étages.

Eh bien, les maladies nerveuses sont aussi très-nombreuses dans cette ville, et le dernier relevé, publié par la *Salute*, des malades entrés à l'hôpital *Pammatone* donnait la proportion de *neuf* pour *cent* de maladies nerveuses. N'y a-t-il point là un rapprochement significatif ?

N'y a-t-il point lieu de dire aux édiles des localités où des faits semblables ou analogues sont observés, prenez-y garde, il y va de la santé publique, de la prospérité de la cité ?

Certes, à notre époque, les dépenses publiques doivent être sérieusement contrôlées et discutées; mais il y a cependant des dépenses qu'il ne faut jamais ajourner, ce sont celles qui, comme les dépenses exigées par l'eau, nous sont rendues au centuple par le bien-être qu'elles procurent à tous.

Après avoir montré les dangers que les ustensiles en plomb font courir à la santé, il nous reste, en attendant qu'une véritable hygiène ait complétement supprimé l'emploi de ce métal, à indiquer les mesures prophylactiques et à donner quelques conseils pour le traitement de l'empoisonnement par le plomb.

VI

Prophylaxie et traitement.

Prophylaxie. — Suivant M. Mailhe, on doit placer en première ligne parmi les moyens prophylactiques : 1° l'administration des boissons hydrosulfureuses à l'intérieur ; 2° des lotions fréquentes à l'extérieur avec une préparation sulfureuse ; 3° l'abstention, aussi rigoureuse que possible, de l'usage du sel de cuisine.

Traitement curatif. — La base du traitement, dans la colique de plomb, ce sont les purgatifs, les drastiques de préférence. — L'huile de croton tiglium, dont MM. Andral, Rayer, Kinglalke ont constaté les bons effets. M Cruveiller a prescrit avec succès la gomme-gutte, la coloquinte. — Les purgatifs les plus énergiques sont les meilleurs.

Dans l'arthralgie saturnine, c'est-à-dire dans ce groupe d'affections qu'on a appelées rhumatisme métallique, hypéresthésie, ou exagération de la sensibilité de la peau, affections qui selon les auteurs du Compendium « sont caractérisées par « des douleurs de nature névralgiques vives, « sans rougeur ni gonflement, ne suivant point « le trajet des nerfs, par des douleurs que la « pression diminue, accompagnées de troubles « du mouvement et pouvant occuper ou le tronc « ou les membres, » pour ce groupe d'affections, le traitement consiste dans l'excitation des muscles, c'est-à-dire dans l'emploi de la strichnine et dans l'emploi de l'électricité.

Les préparations de quinquina, les ferrugineux, le fer réduit par l'hydrogène, les préparations sulfureuses sont des adjuvants qu'il ne faut pas négliger.

Quant à la strichnine, il faut en user avec prudence, M. Andral qui la proclame un médicament héroïque, commençait toujours par 6 milligrammes, et recommandait de ne point dépasser 10 ou 15 centigrammes.

On doit s'arrêter lorsqu'on voit se produire des contractions d'une certaine intensité. Et lorsqu'on reprend le traitement, il est urgent de ne recommencer que par des petites doses. Enfin, l'on devra se méfier des accumulations qui semblent se faire dans l'organisme et qui produisent des accidents graves à un moment donné, sans que la dose ait été augmentée.

Les bains sulfureux contenant de 150 à 180 gr. de sulfure de potasse prolongés pendant au moins une heure, les frictions stimulantes avec l'alcool camphré, l'huile de romarin, la teinture de cantarides, les vésicatoires volants, les douches, enfin tous les révulsifs peuvent être employés avec avantage.

Conclusions.

Mais pour terminer ici cette dénonciation du plomb, et sachant bien que si rien n'est plus facile que de rendre un homme malade, rien n'est plus difficile que de lui rendre la santé, nous dirons une fois encore aux conseils municipaux de toutes les villes de France, et ce ne sera point la dernière : « Attachez-vous à prévenir le mal, prévenez-le à tout prix ! »

LA PRÉSERVATION NE COUTE JAMAIS TROP CHER.

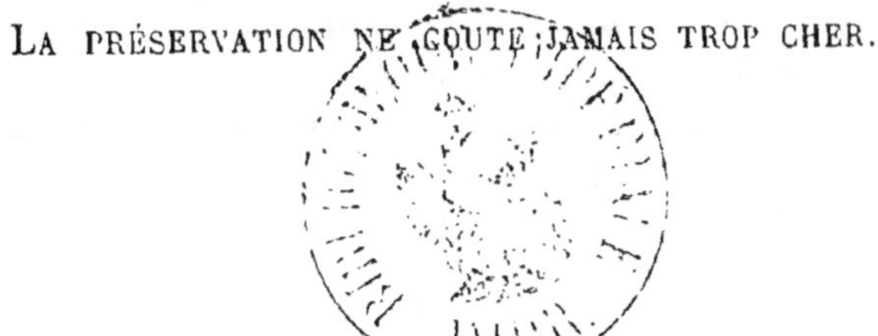

PARIS. — IMP. VICTOR GOUPY, RUE GARANCIÈRE, 5.